Td $^{6}\int_{31}$

NOTICE

SUR LES FIÈVRES

PERNICIEUSES

QUI ONT RÉGNÉ ÉPIDÉMIQUEMENT

A BORDEAUX EN 1805;

PAR M. COUTANCEAU,

DOCTEUR EN MÉDECINE.

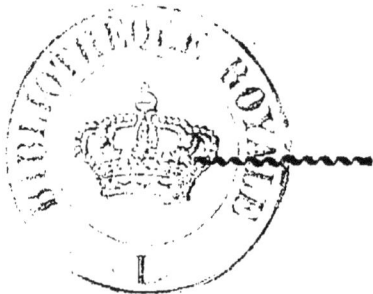

Á PARIS,

Chez CROCHARD, Libraire-Éditeur, rue
de l'Ecole de Médecine, n° 3.

1809.

DE L'IMPRIMERIE DE LEBÉGUE, RUE DES RATS,
N° 14.

NOTICE

SUR LES FIÈVRES PERNICIEUSES

QUI ONT RÉGNÉ ÉPIDÉMIQUEMENT

A BORDEAUX, EN 1805.

Je me propose de donner une idée de l'épidémie cruelle qui a ravagé une partie de la ville de Bordeaux à la fin de l'année 1805. Cette ville, par sa position, est annuellement exposée aux fièvres intermittentes, qui ne manquent jamais de s'y montrer avec plus ou moins d'abondance en été et en automne, et qui, le plus ordinairement, n'offrent dans leurs symptômes rien de bien remarquable ; mais l'extension extraordinaire que prirent ces fièvres à l'époque dont je parle, le caractère de *férocité* qu'elles développèrent, et le nombre de leurs victimes, qui s'éleva à près de trois mille dans l'espace de cinq mois, sont autant de circonstances particulières qui ajoutent un certain degré d'intérêt à l'histoire médicale de ce temps, et qui appellent les regards de l'observateur, tant sur les causes de cette épidémie, que sur les différentes formes qu'elle a affectées, et le traitement qui lui a été opposé avec le plus d'avantage. Témoin de la plupart des faits que je rapporterai, atteint moi-même de la maladie régnante, éclairé par ma propre pratique dans ce pays que j'habitais passagèrement, et par celle de plusieurs médecins recommandables, à l'amitié desquels je suis redevable de quelques observations intéressantes, je recueillis alors pour mon instruction personnelle les notes que je publie aujourd'hui, et que je n'aurais jamais jugées dignes de voir le jour, si l'augmentation du nombre des fièvres intermittentes, qui s'est fait remarquer depuis quelques années dans la constitution médicale de Paris et de ses environs, et le caractère *pernicieux* de plusieurs d'entr'elles, en attirant sur cet objet l'attention du public, ne donnaient une sorte de droit à son indulgence pour toutes les recherches relatives à ce genre de maladies et à l'administration du quinquina, qui est, sans contredit, la partie la plus importante du traitement de ces fièvres, et celle sur laquelle j'ai été assez heureux pour acquérir le plus d'expérience.

~~~~~~~~

Située vers le 45ᵉ degré de latitude, et étendue en longueur sur la rive gauche de la Garonne dans la direction nord et sud, la ville de Bordeaux est entourée en grande partie par des marais ou des marécages, dont le plus considérable, appelé le marais de la *Chartreuse*, et contigu à la ville du côté de l'ouest, a un canal de dégorgement, nommé le *Peugue*, qui la traverse du couchant au levant pour se rendre dans la rivière : mais ce canal n'est pas, à beaucoup près, suffisant pour l'écoulement complet des eaux, vu le niveau trop peu élevé des endroits où elles séjournent.

Du printemps à la fin de juin, les vents de nord avaient régné ; la constitution atmosphérique avait été très-salubre. On n'avait vu presque aucunes maladies, si ce n'est quelques rhumes exigeant la saignée et les tisanes anti-phlogistiques. L'été fut très-tempéré.

A la fin de juin on entreprend le desséchement du marais de *la Chartreuse*. On avait arrêté le cours ordinaire des eaux ; et cette circonstance, réunie à un hiver très-pluvieux, avait rendu l'inondation plus considérable qu'à l'ordinaire. Vers le 15 juillet le *Peugue* est nettoyé et creusé dans la moitié de son étendue. On lâche les écluses pendant la nuit pour enlever une partie des boues du reste de ce canal : le jour les travaux sont continués, et on les poursuit ainsi jusqu'au 15 novembre. Par ce moyen on produit un desséchement artificiel du marais, analogue à celui qu'auraient pu opérer de très-grandes chaleurs, mais plus considérable encore. *

---

* Depuis l'époque dont il est ici question, le desséchement du marais de la *Chartreuse* a été continué avec succès, et sans les inconvéniens funestes qui en sont résultés en 1805 ; et d'autres travaux de même nature, ordonnés par l'Empereur, nous donnent lieu d'espérer que, conformément aux intentions bienfaisantes de S. M. , la ville de Bor-

C'est au même temps , au mois de juillet, qu'il faut rapporter l'invasion de l'épidémie qui a commencé et s'est toujours maintenue avec plus de force dans les quartiers qui avoisinent le marais, et dans les rues qui bordent le *Peugue*. On pourrait désigner celles où elle s'est arrêtée : la rue *Sainte - Catherine* , qui divise la ville par moitié en la traversant du nord au sud , a servi comme de ligne de démarcation. Sur la fin de la saison l'épidémie est parvenue aux *Fossés des Tanneurs* , à la rue *Bouhaut* , qui est une continuation de la rue *Sainte - Catherine* du côté du midi , et même à la rue des *Incurables* , qui croise la rue *Bouhaut* à angle droit. En général , les rues percées de l'ouest à l'est ont été un peu plus maltraitées que celles qui ont une direction opposée. La rue des *Mottes* et celle des *Trois - Canards* , habitées par des gens qui travaillent sur les dépouilles d'animaux tués dans les boucheries , par des corroyeurs , des tanneurs, des faiseurs de colle , etc., n'ont point

_____

deaux et les campagnes environnantes seront bientôt à l'abri des influences délétères d'un air marécageux.

eu de malades, quoique les maisons de ces ouvriers bordent immédiatement le *Peu-gue* ; mais il faut remarquer que ce canal avait été nettoyé dans cet endroit avant l'époque où l'épidémie parut, et avant celle où l'on commença à lâcher les écluses.

Tous les habitans des quartiers que je viens de désigner, ont été malades, les gens du peuple et les servantes principalement ; ce qu'on pourrait attribuer, pour ces dernières, à l'usage où elles sont de rester le soir devant la porte des maisons pour y prendre le frais : mais, en général, on peut dire que tout le monde a été attaqué de la maladie sans l'influence d'aucune cause occasionnelle. Ce n'est pas trop de porter à douze mille le nombre des personnes qui en ont été atteintes. On a remarqué que les ouvriers qu'on employait aux travaux du *Peu-gue*, et qui, pour la plupart, n'étaient pas des manœuvres de profession, mais des artisans malheureux par les circonstances de la guerre maritime, ont été si peu sujets à l'épidémie, qu'on n'a jamais manqué de travailleurs, et qu'ils ne se sont jamais refusés à continuer leur tâche : il est vrai qu'on avait le soin de leur faire donner de l'eau-de-vie plusieurs fois dans la journée.

Pendant la durée de la fièvre épidémique, il n'y a eu aucune espèce de maladie dans les quartiers où celle-ci n'a pas pénétré. En général, on avait la fièvre ou bien on se portait à merveille. Dans un faubourg situé au couchant et tout auprès du marais de *la Chartreuse*, il y a même eu beaucoup moins d'intermittentes que dans les étés ordinaires ; ce qu'il faut sans doute attribuer à la permanence des vents de nord et nord-ouest. Il y en a eu encore moins, ou même pas du tout, *aux Chartrons*, l'un des faubourgs où les fièvres paraissent annuellement en plus grande abondance. L'année a été également salubre dans les campagnes environnantes, même en *Médoc*, où les intermittentes sont endémiques, et en général très-opiniâtres et de mauvaise nature.

Idée générale de l'épidémie.

Il est arrivé dans cette épidémie ce qui a lieu dans toutes les autres ; elle a offert une multitude de maladies du même genre, qui avaient toutes un caractère commun, mais qui différaient beaucoup sous d'autres rapports, et présentaient un grand nombre de variétés remarquables. C'était tantôt une tierce simple et bénigne, qui se terminait d'elle-même au bout de quelques accès, et tantôt une pernicieuse des mieux caractérisées, qui menaçait d'une mort prompte. Entre ces deux extrêmes les nuances ont été très-multipliées, ainsi que les formes de la maladie : mais, pour mieux fixer les idées sur cet objet, je crois devoir ranger les nombreuses variétés de la fièvre épidémique sous quatre chefs principaux, qui formeront dans son histoire autant de divisions naturelles.

La première division ou section renfermera les tierces simples, entièrement dépourvues de tout mauvais caractère et de toute tendance à la continuité. La seconde, toutes celles qui tendaient à la continuité, ou même à la *continence*, sans être accompagnées d'aucun symptôme pernicieux. Dans la troisième, je placerai les fièvres qu'on range quelquefois parmi les pernicieuses, mais qui ne me paraissent pas mériter tout à fait ce nom, parce que le

symptôme prédominant est légèrement prononcé, ou, de sa nature, incapable de conduire à la mort. Enfin, la quatrième com-
prendra les pernicieuses bien caractérisées,
c'est-à-dire celles dont le symptôme prédominant devenait en peu de temps mortel,
si l'art ne venait s'opposer promptement à
cette terminaison funeste.

SECTION PREMIÈRE.

Fièvres intermittentes simples.

Je ne fais qu'indiquer ici cette espèce de
fièvre, qui, étant très-bien connue, mérite
peu de nous arrêter. Il me suffira de dire
qu'elle a été rare dans le cours de cette
épidémie, et que très-souvent encore, sans
changer de caractère, elle s'est prolongée
si long-temps et avec tant d'opiniâtreté,
qu'il fallait enfin se résoudre à en suspen-
dre le cours, comme si elle n'eût pas offert
la même apparence de bénignité.

Fièvres subintrantes.

Les fièvres comprises dans la seconde section peuvent, à juste titre, porter le nom de *subintrantes*, puisqu'elles tendaient toutes à une continuité plus ou moins prochaine. Cette dégénérescence avait lieu quelquefois très-promptement et dès le commencement de la maladie : je l'ai vu s'établir au troisième jour, et l'on devait surtout la redouter lorsque la fièvre débutait avec le caractère de double-tierce ou de quotidienne. D'autres fois elle ne se manifestait qu'après quelques paroxismes de *tierce exquise*, et alors elle était précédée d'une augmentation dans la violence et la durée des accès, qui finissaient bientôt par se joindre. Dans ces sortes de cas, on pouvait reconnaître quelquefois dans l'apparition d'un léger frisson ou d'un peu de sueur à des intervalles, tantôt réguliers, tantôt irréguliers, les traces obscures d'une intermittente dégénérée; mais d'autres fois, si l'on n'eût été prévenu, à l'avance, du caractère intermittent de la maladie, on l'aurait prise pour une fièvre continue ordinaire, avec de simples exacerbations marquées seulement par une augmentation dans la fréquence du pouls et la chaleur de la peau.

On a vu ces fièvres intermittentes, devenues continues, se prolonger un ou deux septenaires sans offrir aucun caractère fâcheux, et se comporter alors comme des fièvres gastriques ordinaires ; mais le plus souvent elles s'accompagnaient très-promptement des signes d'une adynamie générale très-prononcée ; et dans ces circonstances fâcheuses, tous les malades qui n'avaient pas été convenablement traités, mouraient bientôt avec les symptômes d'une fièvre putride ou adynamique.

Je viens de faire entendre que la subintrante, abandonnée à elle-même, n'a pas toujours été mortelle. J'ai appris en effet qu'elle s'était quelquefois prolongée fort long-temps, c'est-à-dire un mois et plus, (principalement chez les pauvres gens qui étaient dépourvus de secours), et qu'elle avait fini par se terminer spontané-

ment d'une manière heureuse : mais comme
je n'ai jamais été témoin d'un pareil travail
de la nature, duquel je n'aurais pas consenti à demeurer long-temps spectateur oisif,
et comme d'ailleurs j'ai négligé de recueillir,
dans le temps, des renseignemens positifs
et détaillés sur ce genre de terminaison
spontanée, je ne saurais dire précisément
si, dans ces sortes de cas, la *subintrante* se
terminait par une diminution graduelle des
symptômes fébriles, ou bien si, avant de
se dissiper entièrement, elle revenait au
type intermittent. Je n'ai pas besoin d'ajouter, que dans les cas les plus heureux de
cette espèce les convalescences étaient
longues et difficiles.

SECTION III.

*Fièvres intermittentes accompagnées d'un
symptôme prédominant.*

Il a paru durant cette épidémie un grand
nombre de fièvres qu'on pourrait regarder
comme formant le passage des intermittentes simples aux pernicieuses proprement

dites. Elles tenaient à ces dernières par un symptôme très-prononcé, et surtout étranger à un accès ordinaire de fièvre ; mais ce symptôme prédominant n'était pas tel qu'il dût produire par lui-même une terminaison funeste, soit que les organes les plus essentiels à la vie ne fussent pas attaqués, soit qu'ils le fussent d'une manière très-légère. Cette troisième section renferme un grand nombre de variétés.

Je place au premier rang de ces variétés une cardialgie modérée, non accompagnée de défaillances, et par conséquent ne menaçant pas immédiatement la vie. Cette cardialgie s'est manifestée chez un si grand nombre de malades, qu'on pourrait la regarder comme faisant le caractère le plus général de l'épidémie : elle a souvent persisté pendant plusieurs accès, non-seulement sans donner la mort, mais encore sans augmenter d'intensité, et quelquefois même en s'affaiblissant spontanément ; événement qu'il était toujours imprudent d'attendre.

L'hémicranie donnait naissance à une seconde variété, et a été infiniment plus rare que la cardialgie. Elle a cependant été observée plusieurs fois, affectant l'un ou l'autre côté de la tête, ou même la région frontale. Dans tous ces cas la céphalalgie était très-aiguë, lancinante, et quelquefois intolérable. Une douleur vive avait son siége au fond de l'orbite ; les yeux étaient rouges et larmoyans ; les malades ne pouvaient supporter l'impression de la lumière la plus douce, ni le bruit le plus léger ; la face était ordinairement rouge et tuméfiée. J'ai vu néanmoins chez une femme très-nerveuse une pareille hémicranie et une pareille exaltation de la sensibilité des nerfs optiques et acoustiques, accompagnées de la pâleur du visage, de l'affaissement des traits, et, en un mot, dépouillée de tous les signes de turgescence sanguine locale.

Il est arrivé plusieurs fois que, dans un même paroxisme, la cardialgie et la céphalalgie se sont montrées simultanément et avec une égale intensité ; d'autres fois elles se succédaient l'une à l'autre, ou prédominaient tour à tour. Dans ces deux cas, ces symptômes n'arrivaient pas en général à une très-grande violence.

Les points pleurétiques n'ont pas été rares :

On devine qu'ils ont été principalement observés chez les personnes qui avaient précédemment éprouvé des maladies aiguës de poitrine. On a vu aussi des points douloureux dans différentes parties du ventre, et notamment aux hypochondres.

Deux fois M. Jonquet * a observé, durant l'accès fébrile, une douleur de sciatique très-prononcée ; deux fois aussi une douleur lombaire, imitant un véritable *lumbago*, mais disparaissant comme la précédente avec le paroxisme.

SECTION IV.

Fièvres intermittentes pernicieuses.

Nous voici arrivés aux véritables pernicieuses, dans lesquelles la fièvre elle-même semble disparaître pour faire place à une nouvelle maladie périodique promptement

---

* M. *Jonquet*, médecin très-distingué, enlevé au milieu de sa carrière à une profession qu'il honorait par ses talens et ses vertus privées, a eu la bonté de me communiquer quelques-unes des observations que sa nombreuse pratique lui a offertes.

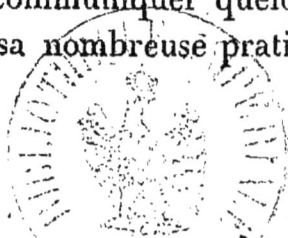

mortelle, si la médecine ne vient au secours de la nature prête à succomber. Nous avons eu occasion d'observer, dans ces circonstances désastreuses, la plupart des variétés décrites dans l'ouvrage de Torti, la *cardiaque*, la *soporeuse*, la *dysentérique*, l'*hépatique* ou *atrabilaire*, la *syncopale*, et même la *délirante* de M. Alibert, ainsi que la *convulsive*, qui, je crois, n'a encore été mentionnée par aucun auteur. Nous n'avons pas vu l'*algide* ni la *diaphorétique*, non plus que la *paralytique* * ; mais je sais que cette dernière avait été observée et guérie à l'hôpital St-André l'année précédente. M. Jonquet a eu le bonheur de voir deux autres pernicieuses qui mériteraient bien autant que celles dont je viens de parler, de prendre rang parmi les espèces reconnues ; l'une qu'on pourrait appeler *cystique*, dans laquelle la vessie était vivement affectée ; et l'autre qui, ayant porté son action directement sur le cœur, devrait être désignée sous le nom de *carditique*, à moins qu'on ne

---

* Autre variété inédite que je ne me permettrai pas de décrire, ne l'ayant pas vue moi-même.

voulût la regarder comme une variété de
la syncopale de Torti , de laquelle néanmoins elle diffère en ce que les lypothi-
mies fréquentes qui caractérisent cette dernière , sont l'effet d'une faiblesse générale
excessive , et ne sont pas produites , comme
dans la *carditique* , par une affection spé-
ciale du principal agent de la circulation.

Quelle que fût l'espèce ou la variété à
laquelle la pernicieuse appartenait , elle
procédait , en général , de la manière suivante. Elle préludait par deux accès d'intermittente tierce , ayant leur invasion vers
midi , commençant par un frisson de demi-
heure , suivi des symptômes du chaud , qui
se prolongeaient pendant trois ou quatre
heures. A cette période de la chaleur suc-
cédait la sueur qui était de peu de durée
et peu abondante. L'accès , en totalité , ne
durait presque jamais au-delà de six à huit
heures , et souvent beaucoup moins : il y
avait ensuite une intermittence absolue pendant environ quarante heures.

Après deux accès de cette nature , le
troisième s'annonçait avec les symptômes
propres à l'espèce de pernicieuse qui allait

s'établir, mais jusque-là doux et modérés ;
ainsi, dans une *soporeuse*, par exemple, le
froid avait lieu comme dans les accès précédens, le chaud s'établissait ensuite, et,
durant cette période, le malade dormait du
sommeil de l'ivresse ; la sueur terminait le
paroxisme ; et le malade réveillé, ne soup-
çonnant rien du danger de son état, pouvait tout au plus reconnaître qu'il avait été
moins agité cette fois-ci que les autres ; de
sorte qu'à l'en croire, l'accès aurait été très-
doux et moins grave que les précédens, parce
qu'en effet il avait été moins incommode.
Cet accès était constamment beaucoup plus
long que les deux premiers ; il durait ordinairement dix à douze heures ; mais les
deux dernières se passaient à peu près en
sueur, et alors l'assoupissement était déjà
diminué.

C'est ce troisième accès dont la forme
varie suivant l'espèce de pernicieuse, qu'il
est si important de bien observer pour porter un bon jugement sur la nature de la
maladie.

Si le développement du quatrième n'est
pas prévenu au moyen du quinquina, cet

accès paraît au jour et à l'heure présumés ;
le froid est court, et au lieu de la période
du chaud, au lieu d'un accès de fièvre ordinaire, on n'aperçoit plus que les symptômes ordinaires de l'apoplexie.

Si le sujet n'est pas trop âgé ou trop affaibli, si on ne lui a pas fait subir des évacuations au commencement de sa maladie,
il est probable qu'il surmontera ce quatrième accès, qui dure communément vingt
heures.

Le cinquième arrive à l'heure et au jour
probables ; le froid dure peu, et l'affection
soporeuse est encore plus grave et plus longue que dans le quatrième. Aussi la plupart
des malades succombent-ils dans cet accès.
La sueur de la mort, combinée avec la sueur
apoplectique, fait douter si cette sueur est
celle de la fièvre.

Très-peu d'individus, ceux cependant
qui sont fortement constitués, surmontent
ce cinquième accès (troisième de la pernicieuse) ; mais s'ils arrivent au sixième, alors,
quelle que soit l'espèce de pernicieuse, ils
meurent dans le froid qui dure quelquefois
jusqu'à huit et dix heures : ordinairement les

malades succombent avec oppression de poitrine et le râle.

Parmi les espèces ou variétés de pernicieuses, la dominante, cette année, a été la
cardialgique; elle a régné surtout chez les
adultes, et particulièrement chez les hommes
robustes : vient ensuite la soporeuse, qui a
été également très-commune, moins cependant que la précédente. Les gens faibles,
et surtout les vieillards, n'ont eu que cette
seconde espèce : elle a attaqué aussi un
grand nombre d'enfans, chez lesquels elle
s'est quelquefois changée en *convulsive ;* de
manière qu'on les aurait cru atteints d'une
violente attaque de vers.

On peut dire que l'influence de l'âge, du
tempérament, des dispositions morbifiques
et des maladies antérieures, sur la détermi-
nation de l'espèce de pernicieuse, a été souvent manifeste, comme on s'en convaincra
par quelques observations que j'ai réunies
à la suite de cette notice.

Nous venons de dire que la cardialgique
ou cardiaque a été la plus commune ; nous
pouvons ajouter qu'elle a été véritablement
très-fréquente et quelquefois désolante par sa

durée et son intensité. Elle a existé le plus souvent sans aucun indice de saburre des premières voies ; la langue était nette et l'appétit bon. La même chose a été observée chez presque tous les sujets et dans toutes les espèces d'intermittentes, pernicieuses ou non , surtout pendant les deux premiers mois de l'épidémie.

La cardialgie , c'est-à-dire , les douleurs atroces de l'estomac portées quelquefois jusqu'à la défaillance , le sentiment affreux comme de morsure ou d'érosion à l'orifice ésophagien, les vomissemens avec ou sans matière , mais toujours cruellement douloureux, ne s'établissaient que lorsque la période de chaud était confirmée : alors tous ces symptômes en tenaient la place , et duraient autant que l'aurait fait cette période dans un accès ordinaire. J'ai déjà dit que la même chose avait lieu pour les autres symptômes qui constituent les autres variétés de pernicieuses. Nous n'avons vu mourir aucun malade de la cardialgique , ce qui ne veut pas dire qu'elle n'eût pas été souvent mortelle abandonnée à elle-même.

En général , dans les pernicieuses , les forces musculaires se conservaient en assez bon état durant les rémissions, et les convalescences étaient d'autant plus courtes, que le traitement avait été plus prompt.

Nous avons observé quelquefois, durant un accès de pernicieuse, qu'au symptôme dominant venait se joindre un autre symptôme plus modéré qui, dans d'autres cas, se faisait remarquer seulement par intervalles. Dans la soporeuse, par exemple, quelques malades accablés sous un état comateux bien prononcé, étaient réveillés tout à coup par une vive douleur pleurétique.

En général les pernicieuses se sont montrées, ainsi que les autres fièvres de cette épidémie, avec le type tierce ; néanmoins il y a eu beaucoup de doubles tierces qui simulaient des quotidiennes, et en étaient peut-être ; mais alors même les grands accès pernicieux étaient toujours en tierce régulière. L'intermittente pernicieuse ayant le type de quarte, a été très-rare ; mais je suis assuré qu'elle a été observée deux ou trois fois : quelquefois aussi une véritable pernicieuse prenait le caractère de subintrante sans quitter pour cela sa forme primitive, et c'était bien alors le cas d'employer cette expression pleine d'énergie que Stoll appliquait si judicieusement à la réunion d'une phlegmasie locale à un état général d'adynamie, *connubium pessimum.*

On pense communément qu'une fièvre pernicieuse peut se manifester telle dès le premier accès. Je puis affirmer que je n'ai presque rien vu ni entendu raconter de pareil ; et si quelques cas extraordinaires ont pu favoriser cette idée, ils sont du moins fort rares et même toujours douteux ; car il est arrivé souvent, à ma connaissance, que les deux accès de fièvre précurseurs d'un troisième paroxisme évidemment pernicieux, ont été si légers, que les malades n'y ont fait aucune attention, comme je l'ai éprouvé sur moi-même au commencement d'une cardialgique. D'autres fois encore, et par la même raison, les malades n'accusent qu'un seul accès au lieu de deux, avant celui où le caractère pernicieux s'est développé. Cependant je ne veux pas nier la possibilité d'un premier accès pernicieux tout d'abord ; voici même une observation faite pour appuyer cette idée, mais qui ne

saurait détruire entièrement le doute que
j'ai exprimé à cet égard.

Madame ***, ci-devant religieuse, âgée
de 62 ans, maigre, valétudinaire et abu-
sant depuis long-temps des purgatifs qu'elle
s'administrait elle-même dans l'espoir de se
débarrasser d'un catarrhe habituel, venait
d'éprouver une légère fluxion sur les dents,
qui fut terminée en deux ou trois jours.
Elle se purgea, suivant son usage, avec le
sirop de roses. Le lendemain de ce purgatif, frisson fébrile à dix heures du matin :
à midi, lorsque son médecin arriva, le
chaud de la fièvre était confirmé, mais le
pouls parut faible et mauvais ; à une heure,
sorte de trémoussemens ou de mouvemens
convulsifs dans tous les membres. Elle perd
connaissance, et à deux heures elle était
morte. C'était le 4 novembre, à la fin de
l'épidémie. Cette femme demeurait sur les
allées d'Albret, la troisième porte après
le *Peugue*. Pourrait-on assurer que, pendant sa fluxion, elle n'aura pas eu un ou
deux légers accès de fièvre dont on n'aura
pas tenu compte ?....

Ce premier accès pernicieux (ordinairement le troisième de la fièvre) nous a toujours paru plus intense , toutes choses égales d'ailleurs , qu'il ne l'aurait probablement été , lorsqu'on avait préalablement administré un évacuant. Le vomitif a souvent aggravé sensiblement la cardialgique : les purgatifs ont produit le même effet à l'égard de la dysentérique et surtout de la lypothimique ou syncopale.

TRAITEMENT.

Les praticiens ont été divisés en deux classes, sous le rapport du traitement. Les uns , appliquant à la fièvre épidémique une idée anciennement admise en médecine , attribuaient à cette fièvre un certain degré d'utilité pour opérer une dépuration humorale ou quelque chose d'approchant, administraient en conséquence un traitement évacuant plus ou moins actif, et ne se laissaient décider à arrêter les accès, au moyen du quinquina, qu'après avoir employé méthodiquement toutes les précautions généralement regardées comme indispensables,

Les autres, qui ne voyaient dans la fièvre, de quelque espèce qu'elle fût, qu'un ennemi dangereux qu'on ne pouvait trop se hâter de détruire, n'hésitaient pas, dès le premier ou le second paroxisme, et sans préparations aucunes, à mettre en usage le spécifique.

Sans entrer dans la discussion de ces deux méthodes opposées, je me contenterai d'en exposer les résultats les plus ordinaires, tels qu'ils se sont montrés à des yeux non prévenus.

Il est vrai que quelques-unes de ces fièvres traitées avec les émétiques, les purgatifs, les apozèmes de différentes sortes, ou même sans rien de tout cela, et livrées entièrement à elles-mêmes, se sont trouvées guéries au bout de quelques accès : mais il m'a paru que celles-ci étaient en très-petit nombre, et qu'en général les intermittentes traitées de cette manière, se prolongeaient le plus souvent avec beaucoup d'opiniâtreté, ou manifestaient promptement un mauvais caractère qui rendait bientôt inévitable l'usage du quinquina.

D'un autre côté, j'ai vu constamment que

les malades à qui on avait arrêté la fièvre
dans son commencement, c'est-à-dire au
troisième, au second, et même au premier
accès, se trouvaient après cela tout aussi
bien guéris et avec aussi peu d'inconvéniens, que ceux chez lesquels on avait attendu
le septième, le quatorzième, ou même
davantage. Les premiers avaient de plus l'a-
vantage d'avoir des convalescences très-
courtes, souvent même nulles, et de ne
pas être exposés à voir leur maladie traîner
en longueur, ou dégénérer, soit en continue, soit en pernicieuse.

Cette observation réitérée un très-grand
nombre de fois, m'a encouragé à commencer
très souvent l'administration du quinquina
dès le second accès de fièvre simple, après
le seul préalable d'un vomitif donné trois
ou quatre heures auparavant; méthode hardie
que je n'aurais pas osé mettre en usage dans
les premiers momens de l'épidémie, avant
d'être rassuré, comme je le fus depuis,
sur le peu de danger de son emploi. De
cette façon, le développement des autres
paroxismes était arrêté avec la plus grande
facilité; et quelquefois la guérison était si

prompte, que les sujets s'apercevaient à peine qu'ils avaient été malades *.

---

* Je dis ce que j'ai vu sans prétendre établir ici aucune espèce de règle générale relative à l'administration du quinquina dans les fièvres. Je sais, comme tous les médecins, qu'on voit souvent, et particulièrement au printemps, des intermittentes bénignes, peut-être même salutaires (au moins dans quelques circonstances), qui cèdent aisément à un traitement évacuant, ou qui disparaissent spontanément après quelques accès : mais je sais aussi qu'il en est d'autres, et en plus grand nombre qu'on ne le pense communément, qu'il convient d'arrêter promptement par le moyen du quinquina, soit parce que leurs paroxismes manifestent un caractère inquiétant, soit parce qu'ils tendent à la continuité, soit enfin parce que la maladie se prolongerait outre mesure et inutilement pour la sûreté du traitement, mais non sans inconvénient pour le malade, si l'on se bornait, par timidité, à faire une médecine expectante ou peu active. Ici, comme dans toute autre circonstance de l'exercice de la médecine, le talent du praticien consiste uniquement à bien saisir la nature de chaque cas particulier, et à déterminer avec précision dans quelle cathégorie il convient de le ranger, afin d'agir en conséquence : car, sans cette perspicacité qui fait apercevoir d'un coup d'œil les rapports d'un

Quelle que fût au reste la méthode qu'on
avait mise en usage dans les premiers temps

---

fait, qu'on a actuellement sous les yeux, avec l'en-
semble des faits généraux dont on a acquis l'expérience par soi-même ou par les autres, toutes les
règles de pratique ne servent à rien. Cependant,
si j'osais tenter d'ajouter à ce que Torti, Senac,
Voulonne et tant d'autres médecins recommandables
ont écrit sur cette matière importante, je dirais
qu'une intermittente *épidémique* qui reconnaît une
cause *extérieure*, sensible, manifeste, telle que les
exhalaisons marécageuses, ne pouvant avoir, re-
lativement à la constitution , aucun but utile ni
aucun résultat favorable, peut en général être arrêtée, *coupée* promptement, et même dès son invasion, par le moyen du quinquina (ou de tout
autre médicament qui serait capable de remplacer
cette écorce précieuse), avec beaucoup moins de
danger qu'il n'y en aurait à la laisser se prolonger au-delà de quelques accès ; tandis qu'au contraire une pareille conduite ne pourrait pas toujours
s'appliquer sans inconvénient aux fièvres spora-
diques, auxquelles on peut supposer une cause inté-
rieure et cachée, et qu'on peut regarder, avec une
certaine apparence de raison , comme le résultat
d'une action organique ou vitale destinée à opérer
dans l'économie animale quelque révolution avan-
tageuse.

de la maladie, qu'on eût employé les évacuans, ou qu'on eût négligé ce prélimi-
naire, dès le premier moment où l'on s'aper-
cevait que les accès offraient un symptôme
pernicieux, ou tendaient prochainement à
la continuité, il fallait tout d'abord et sans
hésiter, donner le quinquina à haute dose,
de manière à couper court à la fièvre; car
autrement on courait le risque de n'en être
bientôt plus le maître, et de se voir réduit
au triste rôle de spectateur impuissant d'une
terminaison funeste. Et lorsque la fièvre,
toujours simple néanmoins, se prolongeant
trop long-temps sans donner l'espoir d'une
guérison prochaine, devenait chaque jour
plus opiniâtre, plus difficile à arrêter, plus
sujette aux rechutes, il convenait encore
d'employer le quinquina pour la détruire,
quoiqu'une plus longue expectation n'en-
traînât pas le même danger que tout-à-
l'heure.

Ces considérations, fondées sur plusieurs
milliers d'expériences, font sans contredit
de l'administration méthodique du quinquina le point le plus important du traitement de ces fièvres, et de tous les autres

remèdes de simples accessoires qui ne pouvaient pas entrer en balance avec celui-ci.

Il n'était pas indifférent de le donner
sous telle ou telle forme, dans telle ou telle
circonstance, avec telle ou telle précaution.

En général ce médicament a paru d'autant plus promptement et d'autant plus fa-
cilement efficace, qu'il était employé plus
près de l'invasion de la maladie, qu'on avait
moins insisté sur les purgatifs, et qu'on le
faisait prendre tout-à-coup à dose assez considérable, pour prévenir le premier ou au
moins le second accès qui devait suivre son
administration.

La dose la plus ordinaire était d'une
once ou environ dans une intermission ;
mais lorsque l'emploi du quinquina avait
été trop long - temps différé, lorsque les
malades avaient abusé des évacuans, ou
bien qu'ils avaient déjà éprouvé deux accès
pernicieux, il a souvent paru nécessaire
d'augmenter cette dose, de la doubler même.
Dans des cas contraires, j'ai quelquefois
réussi à arrêter entièrement le développement de l'accès qui allait s'établir le jour

3

suivant, au moyen de quatre gros seulement; mais ceci ne doit pas faire règle,
puisque dans d'autres circonstances qui sem-
blaient aussi avantageuses que celles-ci, six
gros ne m'ont pas suffi pour obtenir un
effet complet.

Ce n'était pas assez d'avoir suspendu la
marche des paroxismes par l'administration
prompte du quinquina; il fallait encore en
continuer l'usage pendant deux, trois et
même quatre semaines, pour rendre la guérison solide. On l'administrait, dans cette
vue, à doses progressivement décroissantes,
et à des intervalles de plus en plus éloignés.
Ainsi, en supposant qu'on en eût fait prendre
la première fois huit gros qui auraient réussi
à arrêter tout-à-fait l'accès suivant, on en
donnait encore huit gros dans le temps présumé de l'intermission prochaine, puis six,
quatre, trois, deux, un, enfin un chaque
deux jours, chaque trois jours, etc.

La quantité de quinquina employée pour
compléter le traitement, excédait rarement
trois, quatre ou cinq onces; mais dans les
cas les plus fâcheux, lorsque le danger était
très-pressant et la récidive imminente, on a

jugé plusieurs fois indispensable de la porter jusqu'à huit, dix onces, et même plus. Ces proportions pourront paraître excessives aux médecins timides et peu familiarisés avec l'emploi de ce médicament héroïque : et je pense bien aussi que quelquefois c'est inutilement que la dose du quinquina a été portée aussi haut dans notre épidémie ; mais il s'agissait de combattre la fièvre pernicieuse portée au dernier degré d'intensité, et personne n'aurait osé tenter, par forme d'expérience, quel était le *minimum* de la quantité nécessaire pour arrêter la marche d'une maladie qui, faiblement combattue, allait devenir mortelle. On préférait, avec raison, risquer d'outre-passer le but, que de ne pas l'atteindre.

Néanmoins nous avons remarqué qu'en général les pernicieuses, prises d'assez bonne heure, n'étaient pas plus difficiles à arrêter que les tierces ordinaires, et n'exigeaient pas une plus grande quantité de quinquina, ni un usage plus prolongé de cette écorce : mais les fièvres qui ont été constamment les plus rebelles à son action, celles qui ne cédaient qu'à des doses excessives et prodigieusement multipliées, c'étaient les fièvres qui, du type intermittent, avaient passé au type continu, celles sur-tout qui étaient accompagnées de symptômes adynamiques ou ataxiques. Il ne suffisait plus ici de donner le quinquina dans la période de la rémission qui était peu marquée ou nulle; il fallait le continuer sans interruption et avec une courageuse persévérance, pendant quatre, six, huit jours, ou plus; enfin jusqu'à ce que la fièvre eût cédé. Dans ces sortes de cas, on ne pouvait pas prévoir avec certitude, comme on le faisait dans les intermittentes régulières, le moment où la maladie serait arrêtée, ni même quelle serait sa terminaison, qui souvent encore était favorable, lorsqu'on n'avait pas craint de prodiguer le spécifique.

Le quinquina a été donné le plus ordinairement en substance, délayé dans un peu d'eau, par prises d'un gros, rarement de deux, réitérées toutes les deux ou trois heures. Quelques médecins l'ont administré quelquefois en décoction, en infusion à froid ou en extrait; mais la plupart des personnes qui ont fait usage de ces prépara-

tions, ont éprouvé le désagrément de ne
pouvoir arrêter leur fièvre qu'imparfaite-
ment, et de s'habituer à l'impression du
spécifique, qui perdait ainsi une partie de
son efficacité. Il était cependant bien important, quand on avait résolu d'arrêter la maladie, de frapper assez fort du premier
coup, et d'agir de manière à couper court
au premier ou au second accès qui devait
suivre la première administration du fébrifuge; car ce moment passé, le succès devenait plus difficile.

Il arrivait assez souvent, mais sur-tout
chez les individus qui étaient tourmentés
de cette cardialgie que j'ai dit avoir été si
commune, que le quinquina était rejeté
par le vomissement, soit à l'instant qu'il
était avalé, soit plutôt au bout d'une heure
ou deux, soit enfin pendant le froid de
l'accès suivant; et cette dernière circonstance avait lieu principalement lorsque l'in-
troduction du quinquina avait précédé de
trop près l'invasion de cet accès. Pour prévenir cet inconvénient, qui devenait un obs-
tacle puissant à la guérison, on a employé
avec le plus grand succès huit à dix gouttes

de laudanum, ou un peu de thériaque ajoutée à chaque prise de quinquina.

J'ai vu cependant la thériaque elle-même provoquer le vomissement par le dégoût qu'elle inspirait : j'étais obligé alors de donner le quinquina tout seul, et immédiatement après, de faire prendre la thériaque en bol dans un pruneau cuit ou tout autrement, mais toujours de manière à ce qu'elle ne pût pas être *goûtée*.

Souvent aussi il suffisait pour prévenir le vomissement du quinquina, d'avaler après chaque prise un peu de vin pur ou quelques bouchées d'alimens.

Les malades qui n'avaient pas pris de vomitif au commencement de la fièvre, qu'elle eût été ou non accompagnée des signes d'un embarras gastrique, m'ont paru plus disposés que les autres à rejeter le quinquina.

D'autres fois cette écorce, devenue purgative, était promptement rendue par les selles : le vin et la thériaque étaient encore les meilleurs moyens d'éviter cet inconvénient qui détruisait en grande partie l'action fébrifuge du quinquina. Dans cette circons-

tauce, je n'ai jamais vu la thériaque man-
quer son effet.

Mais le plus souvent le quinquina produisait un effet contraire, c'est-à-dire une
constipation plus ou moins opiniâtre, dont
il ne fallait pas s'occuper, et contre laquelle on ne pouvait employer un simple
lavement d'eau tiède, sans courir le risque
de faire reparaître la fièvre. Cette constipation s'établissait au bout d'un certain
temps, même chez les personnes qui avaient
eu le ventre lâché en commençant l'usage
du spécifique.

J'ai vu aussi ce médicament exciter un
peu d'irritation dans les organes de la gé-
nération, soit chez les hommes, soit chez les
femmes, hâter le retour des règles, ou provoquer quelque hémorrhagie nasale.

A cela près, je n'ai observé aucune sorte
d'accident, que l'on pût raisonnablement
attribuer à l'emploi du quinquina ou à la
cessation brusque de la fièvre, si ce n'est
deux accidens dont je vais rapporter l'histoire en peu de mots.

Un enfant de quinze mois, tout nouvel-
lement sevré, avait pris la fièvre tierce dans

le Médoc, et y avait eu déjà une douzaine
d'accès, lorsqu'on me l'apporta à Bordeaux;
il avait été évacué plusieurs fois, n'était point
trop amaigri, et ses fonctions digestives se
faisaient bien. Les deux ou trois accès que
j'observai avant de conseiller aucun remède,
furent des plus réguliers; ils commencèrent
à midi par le frisson, et se terminèrent vers
trois ou quatre heures par une légère sueur;
le ventre n'était pas plus gros qu'il ne devait
l'être. — Ayant déjà donné sans inconvénient du quinquina en substance à des enfans de cet âge, je n'hésitai pas à en faire
prendre à celui-ci, et il en prit un gros
en trois prises dans la journée. Dès le lendemain, l'accès fut arrêté complétement;
mais le jour suivant, au matin, on s'aperçut d'une dureté extraordinaire aux mains
du petit malade. Sa mère, effrayée, me
l'ayant amené, j'observai en effet que la
paume des mains et la plante des pieds
étaient très-gonflées, très-distendues, et le
tissu cellulaire sous-cutané très-dur sans
être douloureux au toucher, et à peu près
dans le même état où il se trouve dans la
maladie connue sous le nom d'*endurcisse-*

ment du tissu cellulaire des nouveaux nés. Cette dureté singulière existait aussi, mais à un degré moindre, sur le dos des mains et des pieds ; mais les membres, ni aucune autre partie du corps, n'offraient rien de semblable. Pour tout remède, je fis cesser l'usage du quinquina : au bout de trois jours ce léger accident s'était dissipé de lui-même, comme je l'avais prévu, et la fièvre ne reparut plus.

Une autre fois j'avais administré six gros de quinquina à une femme d'une constitution un peu virile et âgée d'environ cinquante ans, après le troisième accès d'une fièvre cardialgique. Le quatrième ne fut pas entièrement prévenu, mais seulement affaibli. Six autres gros empêchèrent le développement du cinquième ; mais, pendant quelques jours encore, le temps du paroxisme continua à être marqué par un peu de frisson et un mal-aise très-sensible. Il se manifesta à cette époque une légère ophtalmie sur l'œil gauche, laquelle marcha d'abord avec lenteur, puis s'aggrava tellement, qu'au bout de quinze jours elle était accompagnée d'une cécité presque totale de ce côté. Cette femme, ayant habité pendant sa convalescence, au moment où l'ophtalmie avait paru, une salle basse très-humide, et s'étant imprudemment hasardée à se promener plusieurs fois le soir au serein, il me paraît difficile de prononcer sur la cause de cette affection locale qui se dissipa peu à peu au moyen d'un traitement méthodique. Cependant, un fait analogue dont j'ai été témoin il y a six ans, me porterait à penser qu'elle a pu véritablement être produite par l'action du quinquina ou l'interruption forcée de la fièvre.

M. S***, âgé de quarante-trois ans, venait d'être guéri tout-à-coup d'une fièvre tierce simple, à son second accès, par le moyen du quinquina; deux jours après, il lui survint aux deux yeux une amaurose presque complète qui ne lui permettait de distinguer aucun objet de manière à pouvoir le reconnaître. Je vis ce malade un mois après cet accident, qui avait déjà diminué de lui-même et sans le secours d'aucun remède, au point de lui permettre de se conduire seul dans les rues. Je commençai alors un traitement galvanique qui fut continué pendant six semaines, et pendant lequel la vue continua à se rétablir graduellement, mais lentement et beaucoup mieux d'un côté que de l'autre. A cette époque, M. S*** était capable de distinguer toutes les personnes de sa connaissance, et même les. lettres d'une grande dimension : mais un voyage qu'il fut obligé d'entreprendre subitement, m'empêcha de continuer le traitement, et de connaître l'issue de sa maladie.

Enfin, j'ai remarqué quelquefois que le quinquina ne guérissait pas parfaitement la fièvre, ou plutôt qu'il produisait lui-même une fièvre d'une espèce particulière ; alors les paroxismes de l'intermittente ne se manifestaient plus par aucuns signes, les malades se trouvaient assez bien pour aller, venir, vaquer même à leurs affaires ; mais ils étaient d'ailleurs dans un état de malaise habituel, accompagné de soif, d'inappétence, d'insomnie, d'agitation la nuit, de fréquence dans le pouls et d'un sentiment général de chaleur qui se manifestait plus particulièrement à la paume des mains ; les hypochondres étaient tendus, rénittens et sensibles au toucher. Dans ces circonstances,

je supprimais entièrement l'usage du quinquina, et bientôt tous ces symptômes fébriles
disparaissaient complètement par l'exercice,
la dissipation, et principalement le séjour
à la campagne dans les lieux élevés. — Une
fois j'ai vu survenir, dans un cas semblable,
une diarrhée spontanée qui rétablit la santé ;
une autre fois, une fluxion à la bouche
qui produisit le même effet : mais en général les phénomènes critiques ont paru
excessivement rares, peut-être parce qu'ils
n'ont pas été observés avec assez de soin.

Je puis affirmer que dans l'espace de plus
de quatre mois, et sur un nombre très-con-
sidérable de malades, je n'ai pas vu une
seule maladie du foie, de la rate ou de
quelqu'autre viscère, ni aucune espèce d'hy-
dropisie, survenir après que la fièvre avait
été arrêtée par l'usage du quinquina, à
quelque excès que la dose de ce remède
ait été portée. Je n'ai pas non plus entendu
dire que cela ait eu lieu ; mais je suis loin
de prétendre que les intermittentes très-
opiniâtres qu'on a laissé se prolonger jusqu'à la fin de l'automne ou au commencement de l'hiver, ne se soient pas accompa-

gnées à cette époque d'une inflammation
viscérale et de toutes ses suites fâcheuses ;
car je sais que cette terminaison des intermittentes s'observe tous les ans chez un assez
grand nombre de sujets, mais uniquement
parmi les gens du peuple qui sont mal nour-
ris, mal soignés, et que diverses causes em-
pêchent d'employer le quinquina assez tôt
ou en assez grande quantité.

Je sais encore d'une manière positive que
l'usage du quinquina, encore peu répandu
en Médoc, où les fièvres sont si fréquentes
pendant six mois de l'année, y était, il y a
quinze ans, à-peu-près inconnu ; et que,
dès cette époque, toutes ces lésions viscé-
rales, que plusieurs praticiens attribuent à
l'action fébrifuge de cette écorce, étaient
excessivement communes dans ce pays en
grande partie marécageux, surtout chez les
malheureux paysans qui, par insouciance
autant que par défaut de moyens, passent
souvent des années entières avec leur fièvre,
sans trop s'occuper d'en guérir.

Nous avons dit qu'en général les symptômes gastriques étaient peu prononcés,

souvent même nuls dans cette épidémie ;
surtout dans ses premiers temps ; néanmoins
l'usage des vomitifs n'a pas été inutile, et
leur bon effet se faisait sentir, soit que les
malades rejetassent par le vomissement des
matières bilieuses ou muqueuses, soit qu'ils
ne fissent que rendre l'eau qu'ils avaient avalée. Dans ces deux cas, leur utilité princi-
pale consistait à préparer en quelque sorte
à l'emploi du quinquina ; de manière que ce
médicament était bien moins sujet à être
rejeté par l'estomac, et qu'il en fallait une
moindre quantité pour arrêter la fièvre
lorsque son administration avait été précédée du vomitif. Il est superflu de dire
que, dans quelques circonstances, l'émétique était indiqué par des signes évidens
de turgescence gastrique, et qu'il produisait alors son effet accoutumé. C'est toujours
le tartre stibié qui a été employé, et presque
jamais l'ipécacuanha.

Les purgatifs n'ont été que très-rarement
indiqués, et ont paru presque constamment
nuisibles, surtout lorsque la fièvre avait
déjà duré pendant quelque temps. On pouvait seulement se permettre quelques légers

laxatifs lorsqu'il y avait des signes manifestes d'embarras intestinal; mais on peut dire en général que les purgatifs réitérés prolongeaient la fièvre, augmentaient la durée des accès, diminuaient celle des intermittences, et contribuaient à faire prendre à la maladie un mauvais caractère. J'en dis autant des apozêmes laxatifs de toute sorte. Le purgatif le plus léger, donné après l'administration du quinquina, neutralisait sur-le-champ l'effet anti-fébrile de ce remède, et faisait reparaître les accès.

Tous les symptômes *avec douleur*, tels que la céphalalgie, la cardialgie, le point pleurétique, etc., étaient puissamment calmés par le laudanum liquide ou l'extrait d'opium muqueux, donnés à haute dose pendant l'accès. Mais je ne connais aucun moyen qui ait été employé avec succès contre l'état comateux une fois établi.

Une forte décoction de café pur et sans sucre, ou une infusion très-chargée de thé, donné au moment de l'invasion d'un paroxisme qu'on pouvait présumer devoir être très-grave ou même mortel, diminuait notablement son intensité présumée.

J'ai observé que , dans les angoisses et les anxiétés qu'éprouvaient les malades durant un accès de cardialgique modérée exempte de défaillances , ils se trouvaient bien de l'action des organes musculaires , et qu'il ne fallait pas craindre de les laisser se lever en chemise pendant le chaud de la fièvre , s'agiter vivement et se promener dans leur chambre : souvent de pareils mouvemens amenaient un peu de calme à la suite de la fatigue.

Je ne dirai rien des autres médicamens qui ont pu être employés dans le traitement de cette épidémie; ils sont en très-petit nombre. Je n'ai pas entendu dire qu'on ait essayé, dans les cas un peu graves, l'emploi des fébrifuges indigènes : personne n'eût osé se fier à eux.

Rechutes.

En général les rechutes ont été très-peu fréquentes, vu le grand nombre des malades; on peut même dire que tous ceux chez qui la fièvre a été arrêtée par le moyen du quinquina, et qui ont continué à faire

usage de cette écorce pendant le temps convenable, en ont été entièrement exempts.
Cependant il y a eu des rechutes, et voici
dans quelles circonstances : Chez les gens
du peuple mal soignés et mal traités ; chez
les personnes qui demeuraient très-près du
foyer de l'infection ; après les évacuations,
de quelque nature qu'elles fussent, surve-
nues pendant la convalescence, mais surtout après l'emploi d'un purgatif ou l'usage
des plaisirs de Vénus. L'apparition des règles chez les femmes produisait quelquefois
le même effet, que j'ai vu résulter aussi d'un
simple lavement donné trop tôt après la cessation de la fièvre.

Je joins ici un état de la mortalité, duquel je puis garantir l'authenticité et l'exactitude, puisque je le dois à la bienveillance
de l'un des chefs de l'administration muni-
cipale, qui a eu la bonté de faire compul-
ser, pour cet objet, les registres de l'état
civil.

ÉTAT numératif des décès qui ont eu lieu dans la ville de Bordeaux pendant les six derniers mois de l'année 1805.

Année 1805.	DÉCÈS		TOTAL.	OBSERVATIONS.
	à Domicile	aux Hospices.		
Juillet.	193	83	276	* En décembre, quoique la cause générale de l'épidémie eût cessé par l'effet d'une température froide qui s'opposait au dégagement du gaz des marais, le nombre des morts, par suite de fièvres, ayant été encore très-considérable chez les individus pauvres ou mal soignés qui, après avoir été atteints précédemment de la maladie épidémique, n'avaient pu en être guéris par un traitement convenable, je crois qu'on peut, sans erreur sensible, regarder la mortalité de ce mois comme faisant partie de celle de l'épidémie, et l'ajouter en conséquence à celle des cinq mois précédens pour obtenir un résultat général.
Août.	347	109	456	
Septemb.	432	184	616	
Octobre.	421	193	614	
Novemb.	357	199	556	
Décem.*	326	216	542	
	2076	984	3060	

J'ai exposé dans cette notice les phénomènes les plus constans de la fièvre épidémique, et les plus propres à donner une juste idée de sa nature, de ses principales variétés, et sur tout du traitement qu'elle a impérieusement exigé dans le plus grand nombre des cas. Quelques observations particulières serviront encore à la faire mieux connaître.

~~~~~~~~~~~~~~~

HISTOIRES PARTICULIÈRES.

I.

Intermittente pernicieuse-soporeuse.

M. V***, avocat, âgé d'environ soixante-six ans, ayant le col court, et offrant d'autres indices extérieurs qui faisaient craindre pour l'avenir une attaque d'apoplexie, se rend à pied à une maison de campagne peu éloignée de la ville, durant la plus forte chaleur d'une journée du mois d'août. Pendant qu'on était à attendre le moment du dîner, ses amis s'aperçoivent qu'il s'est endormi d'un sommeil qui leur paraît être celui de l'apoplexie. Cependant M. V*** est aisément réveillé; on lui fait boire un peu de vin, et il dîne comme à son ordinaire. Après le repas il est repris d'un sommeil du même genre, qui se termine avec la même facilité. M. V*** revient en ville bien portant.

Le lendemain il se purge par *précaution*; le troisième jour, accès de fièvre simple et régulier; le quatrième, purgation ordinaire; le cinquième, autre accès très-court en tierce très-simple; le sixième jour, petit lait, continuation d'une diète sévère qu'on avait jugée nécessaire contre l'apoplexie imminente. Le septième jour, troisième accès; pendant la période du chaud, sommeil semblable à celui de l'ivresse; le huitième, purgation; le neuvième, autre accès soporeux assez alarmant pour la famille, mais pourtant peu intense; le dixième jour, point de remèdes notables; le onzième, accès soporeux très-grave, sur la fin duquel on donna deux gros de quinquina : le douzième jour, on veut faire prendre le quinquina au malade qui ne peut plus l'avaler; perte des facultés intellectuelles; froid qui dure cinq à six heures, et se termine par la mort.

II.

Intermittente pernicieuse-soporeuse.

M. D***, âgé de soixante-deux ans, grand et robuste, autrefois chanoine, avait déjà éprouvé de légères attaques d'apoplexie, et en avait été guéri par des applications de sang-sues à l'anus. Vers le 15 d'août, il lui survint de nouveau des préliminaires d'apoplexie, qui exigèrent deux applications de sang-sues, à la suite desquelles le malade se trouva bientôt parfaitement rétabli, surtout lorsque l'usage des lavemens eut contribué à faire cesser un peu de constipation qui avait eu lieu environ quinze ou vingt jours après cet accident. M. D*** ayant fait des courses en ville par un temps très-chaud, depuis onze heures du matin jusqu'à deux heures et demie, rentre chez lui et s'endort sur son fauteuil d'un sommeil qui fait craindre l'apoplexie. M. Jonquet arrive, et présumant que cet état pouvait être une suite de l'*insolation*, il administre au malade un verre d'eau très-froide qui le rétablit sur-le-champ, et il lui annonce en même temps que cette indisposition le jettera probablement dans la fièvre de la saison : en effet, dès le surlendemain vers midi, un léger accès de fièvre se fit sentir ; un second accès très-simple vint encore au jour et à l'heure présumée ; mais le troisième accès, toujours en tierce, fut accompagné d'une affection comateuse, douce néanmoins et sans ronflement, qui remplaça la période du chaud et dura huit heures. Le malade inquiet jusques-là sur la nature de son mal, reconnaissant qu'il ne pouvait pas se rendre compte de ce qui s'était passé autour de lui durant ce troisième accès, fut forcé de convenir qu'il avait été pernicieux, comme son médecin l'avait prévu. Le quinquina empêcha le développement du quatrième accès, et la guérison fut bientôt complète, sous ce rapport aussi qu'il ne resta aucune trace d'affection cérébrale.

III.

Intermittente pernicieuse-délirante.

M. R***, âgé de vingt-huit ans, d'un tempérament sanguin et d'une imagination très - vive, était dans son troisième accès lorsque je fus appelé pour lui donner des soins. L'invasion de cet accès avait eu lieu à huit heures du matin, par un frisson bientôt suivi du délire. En arrivant chez le malade, je le trouvai encore en proie à une violence maniaque qui l'avait fait attenter à sa propre vie peu de momens auparavant; cependant on était déjà parvenu à le contenir dans son lit, sans être obligé de l'y retenir par force. Sa raison était entièrement aliénée, avec exaltation des idées et du courage. Aussitôt je fis fermer les fenêtres de manière à empêcher les rayons solaires de pénétrer dans la chambre et à produire une nuit factice. Je prescrivis une limonade très-légère, donnée très-froide, et conseillai d'appliquer sur le front des compresses trempées dans l'oxicrat, sur tout si le délire ne se calmait pas bientôt; mais ce symptôme ne dura guères plus de quatre heures, au bout desquelles l'accès se termina par la sueur. Le quinquina, donné à la dose ordinaire, c'est-à-dire à celle d'une once, ne prévint pas entièrement le retour de l'accès suivant, qui fut cependant affaibli. Durant ce second accès pernicieux, dont l'invasion se fit à midi, le malade resta paisiblement dans son lit, et s'occupa dans son délire d'objets tristes ; il craignit la mort qu'il bravait auparavant ; et cette idée funeste s'est conservée encore pendant sept à huit jours, quoique l'administration du quinquina eût arrêté tout mouvement fébrile apparent immédiatement après ce second accès pernicieux (quatrième de la maladie). Du reste, l'appétit était bon, et les forces musculaires assez bien conservées. Cette convalescence fut bientôt suivie d'une guérison parfaite et sans récidive.

I V.

Intermittente pernicieuse-délirante.

Un malade de l'hôpital Saint-André était attaqué d'une fièvre tierce qui, jusques-là, avait paru simple, lorsqu'il fut pris tout à coup d'un délire qui le porta au suicide avec tant de violence, que, n'ayant à sa portée aucun moyen de se détruire, il cassa une bouteille de verre qui se trouva sous sa main, et se fit une blessure considérable à la partie latérale droite du col. On empêcha ce malheureux de se frapper une seconde fois. Il survint aussitôt une hémorragie considérable et très-alarmante. Aucune artère majeure n'avait cependant été ouverte, puisqu'un appareil contentif, aidé de la pression de la main, suffit en moins d'une demi-heure pour dissiper toute inquiétude à cet égard. On donna au malade quinze gouttes de laudanum ; et, soit par l'effet de ce médicament, soit par celui de l'hémorragie elle-même, il s'endormit bientôt du sommeil le plus paisible. — Le quinquina, employé à la dose convenable, prévint la formation des accès suivans, et l'on ne s'aperçut d'aucune altération consécutive de la raison.

V.

Intermittente pernicieuse-cystique.

M. N***, chirurgien, âgé de quarante-deux ans, grand, robuste et habituellement atteint de quelques affections des voies urinaires qui lui font craindre une fâcheuse disposition aux hémorrhoïdes de la vessie, a constamment éprouvé, dans toutes ses maladies, quelques lésions de cet organe. — Après les deux accès en tierce, précurseurs de la pernicieuse, il éprouva les symptômes de la cardialgique, mais à un faible degré. Il souffrait particulièrement de la partie inférieure du ventre, comme s'il eût eu une espèce de colique; il souffrait aussi de la vessie, mais faisait peu d'attention à ces douleurs, croyant qu'elles étaient relatives à son infirmité habituelle. M. N***, n'ayant pas voulu permettre l'administration du quinquina sans le préalable d'un minoratif qu'il se prescrivit lui-même, le quatrième accès fut beaucoup plus violent que le précédent : il n'y eut point de cardialgie, et les douleurs intestinales furent légères; mais elles se manifestèrent et devinrent bientôt atroces à la région des reins et à celle de la vessie. Le malade était tourmenté d'un désir continuel d'uriner, accompagné de vives douleurs et d'une grande sensibilité à l'hypogastre, avec appréhension du contact, comme s'il avait eu une rétention d'urine

complète : il urinait cependant à des intervalles réguliers, et ses urines étaient naturelles, tant pour la qualité que pour la
quantité. — M. N***, après avoir fait usage
de bains de siége, de fomentations émolli-
entes et d'une émulsion nitrée en tisane,
sans éprouver aucun soulagement, se laissa
enfin persuader par M. Jonquet, de renoncer
à sa méthode antiphlogistique, parfaitement
inutile contre cette prétendue inflammation
du bas-ventre. Il prit alors une potion cal-
mante opiacée qui produisit un bon effet,
ou plutôt le calme survint par la terminaison naturelle de l'accès, au bout de six à
huit heures de durée. Lorsque la rémission
fut complète, M. N***, reconnaissant parfaitement la nature de sa maladie, consentit
à faire usage du quinquina ; mais il voulut
s'administrer une préparation dans laquelle
il avait beaucoup de confiance, et qui consistait à ajouter dix grains de sel d'absinthe
à un gros de quinquina délayé dans du vin
blanc. Dix gros de cette préparation suf-
firent pour prévenir le retour de l'accès
suivant : mais M. N***, n'ayant pas continué
l'usage de ce remède dans la crainte d'exas-

pérer sa maladie de vessie, et ayant pris des lavemens pour se *rafraîchir*, disait-il, éprouva une rechute au dixième jour de sa convalescence. La fièvre marcha de la même manière que la première fois ; mais l'affection de la vessie fut plus grave et de plus longue durée, le malade s'étant encore refusé à l'administration prompte du quin-quina.

V I.

Intermittente pernicieuse-carditique.

Madame P***, âgée de trente-huit ans, excessivement maigre et d'une constitution éminemment *atrabilieuse*, pour me servir de l'expression des anciens, était, il y a près de trois ans, dans un état très-fâcheux : elle portait alors, depuis six années, une tumeur squirrheuse à l'ovaire gauche, du volume de la tête d'un enfant de quatre à cinq ans, et dans laquelle elle ressentait par intervalles des douleurs lancinantes très-vives : elle éprouvait aussi, habituellement et constamment, des maux de tête et des palpitations de cœur, qui s'exaspéraient à

chaque retour des règles. Cet écoulement
était régulier, mais très-peu abondant, la
constipation presqu'extraordinaire malgré
l'usage régulier des lavemens, l'appétit bon.
A cette époque, la malade venait de renoncer à l'usage de la jusquiame et de l'aco-
nit pour en avoir éprouvé des effets fâcheux
qui avaient consisté en coliques, vomissemens et autres symptômes d'une affection
du bas-ventre, sans aucune lésion de la tête,
afin d'entreprendre un nouveau traitement
dirigé par M. Jonquet, et dont il serait inutile de donner ici les détails. Je dois me
borner à dire qu'après deux ans de ce traitement la tumeur avait entièrement disparu, et que la maigreur extrême du sujet,
qui permettait de distinguer au toucher la
colonne vertébrale à travers les parois de
l'abdomen, ne laissait plus apercevoir le
moindre gonflement dans la région de l'o-
vaire. Les palpitations de cœur et les maux
de tête s'étaient également dissipés.

M. Jonquet est appelé pour cette femme
pendant le fort de l'épidémie ; il la voit
assise sur son lit et soutenue dans cette position par de nombreux carreaux, lui trouve

la peau fraîche, le pouls *très-nerveux*, et reconnaît des battemens de cœur beaucoup plus forts que ceux qui avaient précédemment existé. La malade se plaint non-seulement de la violence des palpitations de cœur, mais d'une douleur cruelle, comme de *morsus* dans cet organe, laquelle détermine habituellement un sentiment syncopal, et qui, lorsqu'elle est parvenue à un certain degré, la fait tomber dans une véritable syncope, pendant laquelle cette femme perd l'usage de tous ses sens, excepté de l'ouie ; de manière que, quoiqu'elle entendît bien et qu'elle eût envie de parler, elle en était empêchée par une puissance insurmontable et inconnue. Il est témoin lui-même d'une de ces syncopes durant laquelle les mouvemens du pouls et de la respiration étaient anéantis, ceux du cœur plus faibles et plus lents qu'auparavant. Ces syncopes sont d'autant plus prolongées qu'il y a eu une plus grande distance entr'elles ; leur durée ordinaire est d'un quart d'heure, et leur intervalle d'une heure ou deux : mais ce qui fatigue le plus la malade, ce dont elle se plaint avec obstination, c'est ce *morsus*, ce sentiment de *rongement* au cœur qu'elle compare à la nature de ses anciennes douleurs dans l'ovaire, de sorte qu'elle croit que c'est la *matière cancéreuse* (suivant son expression) qui s'est fixée sur le cœur et a produit là un ulcère.

Ce fut avec la plus vive satisfaction que M. Jonquet, un instant dans le doute sur la nature de cette maladie , s'étant informé avec la plus minutieuse exactitude de tout ce qui avait précédé les cruels accidens dont il était témoin , reconnut qu'il avait existé deux accès de fièvre tierce si faibles qu'on les avait à peine remarqués, et qu'au jour et à l'heure ordinaires du troisième accès avait commencé à s'établir , à la suite d'un léger sentiment de froid , la série des symptômes dont nous avons parlé , mais à un degré moindre ; ce qui avait fait imaginer que cet état n'était autre chose que les affections habituelles de madame P***: en conséquence on avait appliqué de suite les sangsues ; et un calme complet étant bientôt survenu , on s'était confirmé dans cette même idée. Le premier accès pernicieux avait cependant duré huit à dix heures , pendant lesquelles les palpitations de cœur avaient été permanentes, mais non pas le sentiment de *morsus*. Enfin, le quatrième accès avait eu lieu au jour et à l'heure ordinaires, et la gravité des accidens avait enfin décidé à faire appeler le médecin.

M. Jonquet, remarquant de temps à autre des envies de vomir *sans matière*, et jugeant que le fonds de la maladie pouvait bien être une cardialgique dont la forme aurait été décidée par les maladies antécédentes du sujet, prescrivit deux grains d'opium donnés par demi-grain de demi-heure en demi-heure, et conditionnellement une potion avec trente gouttes de laudanum. La malade en éprouva quelques soulagemens ; néanmoins l'accès dura environ vingt heures ; et dès que la fièvre ou plutôt l'appareil fébrile supposé eût cessé, on s'empressa d'administrer le quinquina en ajoutant dans chaque prise d'un gros huit gouttes de laudanum. Cette femme prit dix à douze gros de quinquina dans la rémission : elle en vomit quelques prises, malgré qu'on eût l'attention de lui faire avaler quelques alimens par-dessus. — L'accès suivant eut lieu de la même manière et fut aussi long que le précédent, mais beaucoup moins orageux. Le sixième ne parut pas. — Il n'y a jamais eu de sueur à la fin des accès.

Huit ou dix jours après, malgré l'usage constant du quinquina (au dire de la malade), les règles étant venues, il y eut un premier accès de fièvre simple, et le surlendemain un autre accès durant lequel les accidens précédemment décrits reparurent de la même manière et avec la même intensité que la première fois. Le quinquina avait été rejeté dans l'intervalle du premier à ce second accès. Dans cette seconde rémission le quinquina fut encore vomi, de manière qu'un troisième et un quatrième accès eurent lieu. Mais enfin, en combinant le quinquina à de fortes doses d'opium, on parvint à le faire garder. On en donnait un demi-grain avant de servir chaque prise de quinquina, à laquelle on ajoutait en outre de l'eau de fleur d'orange et du laudanum liquide : or, la malade n'a jamais été assoupie par l'opium. Le cinquième accès fut presque nul, et le sixième ne se montra pas du tout. — Le quinquina a été continué à doses gra-

5

duellement décroissantes jusqu'au vingt-septième jour : alors la guérison fut complète.

V I I.

Intermittente pernicieuse-carditique.

Il y avait un peu plus de trois années que madame D*** éprouvait, depuis trois mois, une suppression de menstrues (quoiqu'elle fût bien persuadée qu'elle ne pouvait pas être enceinte), lorsqu'il lui survint une perte utérine avec issue de caillots, précédée d'épreintes et de douleurs analogues à celles qui ont lieu dans une fausse-couche ; les caillots étaient même organisés de manière à simuler les débris d'un placenta sans qu'il fût possible néanmoins d'y reconnaître aucune trace de l'existence d'un produit de la conception. Ce travail avait duré environ quatre heures, et depuis une demi-heure la malade paraissait être dans l'état le moins allarmant possible, lorsqu'elle éprouva une syncope qui fut regardée comme une suite naturelle de l'hémorragie. Une seconde syncope eut lieu environ une demi-heure après la première ; cependant il n'y avait plus d'hémorragie apparente , et l'on s'assura qu'il n'existait pas non plus de perte utérine interne ; néanmoins , par précaution , on établit un tampon. La syncope revint , se répéta environ tous les quarts-d'heure, et peu à peu à des intervalles plus rapprochés. Ces syncopes avaient pour caractère particulier, que la malade éprouvait le sentiment inconnu d'un mouvement indéfinissable qui , après avoir pris naissance dans la matrice et s'y être maintenu quelquefois pendant une ou deux minutes, quelquefois seulement un seul instant , abandonnait ce viscère pour se porter au cœur, à la manière de l'*aura epileptica*. La malade poussait alors un soupir syncopal, et restait environ cinq minutes sans respiration, sans pouls et presque sans aucun battement de cœur. La pâleur qui s'était manifestée dès la suppression des règles et qui avait augmenté durant l'hémorragie , devenait effrayante pendant les syncopes. Ces cruels accidens qui menaçaient à tous momens la vie , durèrent sans le moindre amendement, ou plutôt se succédèrent, tels que nous

les avons décrits , pendant cinq à six heures ,
et cela malgré tous les remèdes qu'il fut
possible d'imaginer. Enfin , il survint spontanément , lorsqu'on avait désespéré de tous
les secours , un intervalle d'un quart-d'heure ,
puis un second de demi-heure , après lequel
la malade tomba dans un sommeil qui dura
deux heures. Dès - lors elle fut guérie ; cependant , un ou deux jours encore , elle
éprouva quelques légers ressentimens de cette
espèce d'*aura* dont nous avons parlé ; mais
aucun ne fut porté au point de déterminer
la syncope. La convalescence fut très-longue
et accompagnée d'une excessive pâleur du
visage.

Au mois de septembre 1805 , c'est-à-dire
environ trois ans après cet accident , Madame D*** eut deux accès de fièvre tierce ,
simple et régulière : le troisième accès fut
accompagné d'un peu d'oppression de poitrine et d'un sentiment de langueur dans la
région du cœur. Au quatrième accès , elle
eut une syncope parfaitement semblable à
celles de la maladie précédente , si ce n'est
que cette syncope ne fut pas précédée de
l'*aura utérin* , et que les battemens du cœur

ne furent pas suspendus : il y avait donc seulement sensation préalable de défaillance, puis cessation absolue des mouvemens du pouls et de la respiration, perte du sentiment et immobilité parfaite de tout le corps. Ces syncopes se répétèrent plusieurs fois dans le cours de cet accès, qui se termina par la sueur. M. Jonquet qui avait soigné madame D*** dans sa première maladie, eut encore cette fois-ci la satisfaction de conserver à sa famille et à la société une femme très remarquable par son esprit. Le quinquina fut administré en petite quantité dans l'intervalle du quatrième au cinquième accès. Celui-ci eut lieu comme le précédent, à cela près que l'affection du cœur fut moins intense et moins pénible pour la malade; mais la perte de connaissance fut plus prolongée. — Le sixième accès fut complètement prévenu par le quinquina.

Madame D*** a été reprise de la fièvre au milieu de l'hiver; mais sans aucun accident fâcheux. Elle était alors à la campagne, et avait éprouvé récemment une vive affection morale. Elle était de nouveau guérie vers le 15 février.

VIII.

Intermittente pernicieuse-carditique.

M. D***, après les deux accès précurseurs ordinaires de la pernicieuse, eut un troisième accès entièrement dyspnoïque, et un quatrième avec dyspnée et douleur à la rate, viscère dont M. D*** souffre habituellement. Le cinquième accès fut rendu presque nul par l'effet du quinquina. Au huitième jour d'une convalescence fort équivoque, M. D*** ayant passé la nuit à donner des soins à madame D***, fut repris de sa fièvre, et dans l'accès pernicieux il fut frappé au cœur de ce même sentiment indéfinissable qu'éprouvait alors son épouse : ce sentiment était si violent, qu'il lui faisait craindre d'être prêt à expirer ; bientôt la respiration et les mouvemens volontaires étaient suspendus, et un état comateux, non accompagné de sterteur, privait complètement le malade de l'usage de ses sens. M. D*** a guéri par le moyen du quinquina ; mais, n'ayant jamais consenti à faire un usage as sez abondant et assez prolongé de ce médicament dont il craignait les effets à cause de sa douleur habituelle à la rate , il a eu, à la fin de l'automne et dans l'hiver suivant, plusieurs rechutes de tierce simple.

IX.

Tierce cardialgique.

MADAME B***, âgée de trente-six ans, d'une forte constitution , mais sujette à de fréquens retours d'une turgescence bilieuse qui se manifeste par des évacuations spontanées de cette nature et les signes ordinaires de l'embarras gastrique bilieux, eut , le 19 septembre, un accès de fièvre qui ne dura que quatre à cinq heures , et reparut le surlendemain en avançant de trois heures , mais toujours simple et de peu de durée. Le 23 septembre , le troisième accès devança également l'heure du précédent, se prolongea beaucoup plus que les autres , et fut accompagné d'une cardialgie très-caractérisée et d'une forte céphalalgie. La malade éprouvait à un violent degré le sentiment d'érosion ou de morsure à l'orifice œsophagien, avec des angoisses cruelles qui s'exaspéraient et se calmaient alternativement sans jamais parvenir jusqu'à la défaillance. La région épigastrique était très-douloureuse au toucher, le pouls très-petit, fréquent et inégal, la face amaigrie et changée comme après une longue maladie. Ces accidens, qui duraient depuis dix heures du matin, se dissipèrent peu à peu avec la fièvre vers l'approche de la nuit ; le pouls reprit de la force et de la régularité ; mais la langue restant couverte d'une croûte jaunâtre extrêmement épaisse, la bouche étant très-amère, et un sentiment de pesanteur et d'embarras se faisant encore remarquer dans la région de l'estomac, dès que l'accès fut entièrement passé, et malgré les signes non équivoques du premier accès d'une véritable pernicieuse cardialgique, je me déterminai, d'après la nature des indispositions habituelles de la malade, à lui administrer en grand lavage un seul grain de tartre stibié qui amena des évacuations de bile excessivement abondantes par haut et par bas ; et une heure après la cessation de l'effet du vomitif je fis commen-

cer l'usage du quinquina. La malade n'eut
le temps d'en prendre que six gros jusqu'au
retour de l'accès suivant, qui ne fut pas
entièrement coupé, mais très-adouci et accompagné seulement d'une cardialgie supportable. Six autres gros de quinquina empêchèrent le développement du cinquième
accès, qui ne se fit plus apercevoir que par
un peu de mal-aise. Le temps étant beau,
madame B*** put sortir et respirer l'air de
la campagne. Elle continua l'usage du quinquina, et néanmoins, pendant deux accès
encore, elle éprouva au jour et à l'heure
ordinaires un peu de mal-aise fébrile. L'appétit n'était point revenu, la bouche était
encore mauvaise ; malgré cela, je me gar-
dai bien d'évacuer la malade, quelque désir
qu'elle en eût ; j'insistai au contraire sur le
quinquina. Le 1er octobre, tout était au
mieux : les forces musculaires, qui n'avaient
jamais été très-abattues, avaient repris leur
état naturel, et l'appétit avait reparu. Il n'y
a pas eu de rechute.

X.

Tierce cardialgique.

J'habitais à Bordeaux la rue des Incurables , que j'ai indiquée comme une
de celles où l'épidémie a pénétré en dernier lieu. Il n'y avait point eu encore de
malades dans cette rue , lorsque j'éprouvai ,
vers le milieu du mois d'août , deux accès
de fièvre tierce seulement marqués par du
mal-aise , et tellement légers que non-seulement ils ne m'empêchèrent pas de sortir,
mais que je ne me doutai nullement d'avoir
eu la fièvre : ce n'est qu'en y pensant depuis, que je me suis convaincu que c'étaient
de véritables accès d'intermittente. — Le
cinquième jour, à dater depuis l'invasion
du mal-aise , ne me doutant encore de rien ,
ayant encore la langue nette , et après avoir
fait la veille un excellent dîner qui ne m'a-
vait nullement fatigué , je fus pris , à deux
heures après-midi , d'un frisson fébrile non
équivoque , et obligé de me mettre au lit.
Dans la soirée s'établit la chaleur fébrile

et avec elle une cardialgie caractérisée ,
mais supportable , qui dura sans relâche
toute la nuit : mon pouls resta constamment
plein , développé , fréquent et régulier,
comme il l'est toutes les fois que j'ai la
fièvre. — Le lendemain , dimanche au matin , il survint un peu de rémission avec une
légère moiteur , mais non point une cessation complète de l'accès ; ma langue était
devenue légèrement muqueuse. M. Jonquet étant venu me voir , voulut que ,
sans prendre un émétique comme je le
desirais , je fisse sur-le-champ usage du
quinquina. Je cédai à son avis , et avant
deux heures de l'après-midi j'en avais pris
trois gros , qui alors furent presqu'entièrement rejetés par le vomissement. Sur le
soir , la fièvre , qui n'avait éprouvé qu'une
rémission imparfaite , redoubla sans frisson , mais avec une augmentation considérable de la chaleur. La nuit fut cruelle ; je
la passai , tourmenté par ma cardialgie ,
dans des angoisses continuelles et dans une
agitation excessive , obligé plusieurs fois de
sortir de mon lit et de me promener vio-
lemment dans ma chambre , comme pour

trouver une sorte d'aliment au feu intérieur qui me dévorait. Un peu de sommeil vers le matin calma tous ces symptômes. — Sur les neuf ou dix heures du lundi, j'étais tranquille, mais toujours avec la fièvre ; ma bouche était pâteuse, ma langue s'était couverte d'une croûte blanchâtre très-épaisse. Je voulus prendre l'émétique : deux médecins qui vinrent me voir, et M. Jonquet lui-même, approuvèrent cette résolution. Je le pris et vomis beaucoup, mais presqu'uniquement l'eau que j'avais avalée en très-grande abondance ; sur la fin seulement une très-petite quantité de bile. Quatre gros de sel de glauber, pris ensuite dans du bouillon aux herbes, produisirent trois ou quatre selles. Immédiatement après l'effet de l'émétique je me trouvai mieux, et fus en état d'écrire une lettre de trois pages, qui néanmoins ne fit pas prendre une trop bonne opinion de ma santé à celui qui la reçut. Pendant la soirée, la fièvre alla toujours en baissant, sans sueur. La nuit fut bonne, je dormis ; et le lendemain, étant tout à fait exempt de fièvre, je me levai dans l'après-midi et je passai toute la soirée sur une chaise

longue. Le mercredi, je commençai à man-
ger et à me promener dans la maison ; et,
quoique je fusse resté quatre jours sans
prendre aucune espèce de nourriture solide
ni liquide, mes forces musculaires étaient
en assez bon état. Dans le fort de ma maladie, excepté les momens où j'étais tourmenté
de la cardialgie, j'avais même constamment
reçu du monde et soutenu la conversation
avec une véhémence et une loquacité qui ne
me sont pas ordinaires. — Dès le jeudi, je
me crus tout à fait bien, et je ne songeai
plus à faire aucuns remèdes. — Le vendredi
je sortis ; cependant l'appétit n'était pas encore tout à fait rétabli ; je ne me sentais
pas en pleine santé sans pouvoir trop dire
de quelle manière je souffrais.

Huit jours se passèrent dans cet état douteux de santé, au bout desquels je fus repris
à deux heures après-midi d'un accès de
fièvre régulier commençant par le frisson,
suivi de chaleur, encore accompagné de
cardialgie et d'anxiétés très-pénibles, et ter-
miné par la sueur le lendemain matin à sept
ou huit heures. — Cet accès passé, je me
trouvai parfaitement bien ; mais il en revint

un second en tierce à peu près à la même heure que le précédent et à peu près semblable, si ce n'est que la cardialgie et la céphalalgie qui la précédaient toujours, furent portées à un plus haut degré d'intensité. — Le lendemain, la fièvre ayant complètement cessé, je me hâtai de prendre dans l'intermission huit gros de quinquina. — L'accès suivant ne se fit sentir d'aucune manière ; et le jour d'après je fus assez bien pour faire impunément un voyage très-fatigant en Médoc par une chaleur excessive, avec la précaution d'avoir toujours sur moi du quinquina, dont je continuai l'usage pendant environ quinze jours. Je n'eus à cette époque aucune rechute.

Mais à la fin de l'hiver suivant, étant de retour à Paris, et ayant éprouvé quelques symptômes d'une affection catarrhale à laquelle je suis fort sujet, et pour laquelle j'avais pris deux grains de tartre stibié, je ressentis, le 18 mars, à l'heure de midi (quelques jours après cette indisposition à laquelle je ne songeais plus), un malaise fébrile qui dura quatre heures. — Le surlendemain, à dix heures du matin, accès de fièvre régulier et bénin qui dura six heures et se termina par la sueur. — Le 22 mars, autre accès qui commença deux heures plutôt que le précédent, se prolongea deux heures plus tard, et fut accompagné d'anxiétés très-incommodes et d'une cardialgie très-vive qui dura pendant toute la période de la chaleur. — Je n'avais rien fait à la suite des deux premiers accès, dans l'espoir d'une guérison spontanée; mais la violence du troisième paroxisme me détermina sur-le-champ à prendre quatre gros de quinquina en quatre prises, qui prévinrent complètement le développement du quatrième accès. Les forces musculaires n'ayant jamais été sensiblement abattues durant les intermissions, et l'appétit s'étant promptement rétabli, je retournai bientôt à mes affaires avec la précautiou de continuer pendant dix à douze jours l'usage du quinquina.

Le 19 avril, comme je descendais rapidement un escalier fort roide, je tombai rudement à la renverse sur la colonne vertébrale; et l'ébranlement nerveux qui en résulta fut tel, que je restai quelques secondes sans connaissance. Le lendemain de cet accident, à quatre heures après-midi, il me survint un mal-aise fébrile qui m'empêcha de dîner comme à mon ordinaire. — Le surlendemain 22 avril, accès de fièvre léger, mais cependant prononcé, pour lequel j'eus encore l'imprudence de ne rien faire. — Le 24, à huit heures du matin, invasion du troisième accès par un frisson d'une bonne heure. La cardialgie s'établit avec force pendant la période de la chaleur, et fut accompagnée de trois vomissemens bilieux et très-douloureux; le relâche survint avec la sueur: l'accès en tout dura huit heures. — Cette fois-ci, quatre gros de quinquina pris dans l'intervalle du troisième au quatrième accès, mais peut-être trop près de ce dernier pour produire tout leur effet, ne furent pas suffisans pour prévenir le retour du paroxisme qui fut atroce. Les anxiétés, la douleur à l'épigastre et le sentiment de *morsure* ou de déchirement à l'orifice œsophagien, s'accompagnèrent bientôt de vomituritions, puis de vomissemens excessivement douloureux, d'abord *sans matière*, et ensuite d'une bile porracée qui fut rejetée à diverses reprises en très-grande abondance. Ces cruels vomissemens, avec ou sans matière, durèrent sans interruption pendant plus de quatre heures, et furent presque continuellement accompagnés d'un sentiment affreux de défaillance et d'anéantissement qui cependant n'alla jamais jusqu'à la perte totale de connaissance. — Il est bon de remarquer que la langue qui, au moment de cette rechute, était fort nette, s'était progressivement chargée à chaque paroxisme, au point qu'après ce quatrième accès elle se trouvait entièrement couverte d'un enduit jaune foncé d'une ligne d'épaisseur. Malgré cet indice apparent d'un embarras gastrique et les vomissemens bilieux dont j'ai parlé, je jugeai, ainsi que les amis que j'avais consultés sur mon état, qu'il n'était plus temps de recourir aux évacuans. Huit gros de quinquina furent successivement avalés dans la période de l'intermission ; et pour rendre son effet encore plus assuré, j'eus soin de prendre, vers le moment présumé où l'accès fébrile aurait dû s'établir, une pillule d'un grain d'opium avec un peu d'eau-de-vie par-dessus ; et, au bout d'une heure, un autre grain de la même substance. Avec ce secours, je passai douze heures de suite dans un état de somnolence presque continuelle, mais dans un bien-être parfait et sans aucune trace de fièvre. Dès-lors ma guérison fut complète. Je continuai convenablement l'usage du quinquina à doses progressivement décroissantes. Sans le secours d'aucun évacuant (dont je me serais bien gardé de faire usage), ma langue se nétoya peu-à-peu, comme elle s'était chargée ; l'appétit et les forces se rétablirent promptement , et depuis cette époque je n'ai ressenti aucune atteinte de fièvre.

X I.

Tierce pleurétique.

UN menuisier âgé de vingt-cinq ans, ayant éprouvé autrefois quelques affections aiguës de la poitrine, venait d'avoir trois ou quatre accès de fièvre tierce pour lesquels il n'avait consulté personne ; mais ces accès étant devenus plus longs, plus intenses , et s'étant accompagnés d'un point de côté violent , d'oppression de poitrine et d'une petite toux sèche, le malade me fit appeler. Il avait eu déjà deux accès de cette espèce lorsque je le vis, et il était dans le fort du troisième. Le pouls était très-dur, l'oppression très-forte, et telle que j'aurais été tenté d'ordonner une saignée si je n'eusse été bien persuadé du caractère fébrile et intermittent de la maladie. Les accidens, du côté de la poitrine, cédèrent après avoir duré quinze ou seize heures ; mais il resta toujours un peu d'oppression et une légère pleurodinie avec un peu de fièvre. — Ayant appris que la rémission précédente n'avait pas été plus complète, je prescrivis une boisson pectorale abondante, et fis commencer sur-le-champ l'usage du quinquina. Le malade en ayant pris huit gros, l'accès suivant, qui devait paraître à trois heures du soir, fut très léger, mais marqué cependant par une légère exacerbation de l'affection de la poitrine. — Le quinquina ayant été continué le lendemain de ce paroxisme, il n'y en eut pas de nouveau, mais la poitrine demeura légèrement embarrassée pendant deux ou trois jours ; le point de côté, qui n'avait jamais été douloureux au toucher, avait entièrement cessé. — Obligé de perdre le

malade de vue pendant quelques jours pour
aller à la campagne, je partis en lui recom-
mandant sévèrement la continuation du fébrifuge. A mon retour, je le trouvai complètement guéri et sans aucun ressentiment
de son affection de poitrine.

X I I.

Tierce soporeuse-convulsive.

L'enfant de M. M***, âgé de quatre
ans, vigoureux, replet et ayant la tête fort
grosse, avait déjà éprouvé, lorsqu'on me
fit appeler, deux accès de tierce simple.
Quoique l'embarras gastrique fût peu manifeste, je donnai sur-le-champ un grain
de tartre stibié qui fit évacuer une très-
grande quantité de matières bilieuses. — Le
troisième accès avança de quatre à cinq
heures et fut plus long que les précédens,
qui n'avaient duré que sept à huit heures ;
celui-ci commença à deux heures de l'après-
midi et dura toute la nuit. On me dit le
lendemain que l'enfant avait constamment
dormi d'un sommeil tranquille sans pou-

voir être réveillé qu'à grand'peine pour
boire de temps en temps un peu de tisane.
Je reconnus, d'après ce récit, une affection
soporeuse commençante, et j'ordonnai sur-
le-champ le quinquina. — Le lendemain
néanmoins il survint un quatrième accès à
dix heures du matin, durant la chaleur duquel s'établit, comme dans le précédent, une
affection comateuse, mais plus profonde et
opiniâtre, avec dilatation des pupilles, ser-
rement des mâchoires par intervalles, et
mouvemens convulsifs des yeux et des lè-
vres. Cet accès, évidemment pernicieux,
dura depuis dix heures du matin jusqu'à
trois heures du lendemain ; une légère sueur
le termina, pendant laquelle l'affection cérébrale, déjà diminuée, acheva de se dissiper complètement. — Surpris de ce quatrième accès que je supposais devoir être
très-léger et même nul, je demandai aux
parens s'ils avaient bien fait prendre le quinquina à la dose de trois gros divisés en six
prises, comme je l'avais prescrit ; et alors
la mère, effrayée sur l'état de son enfant,
m'avoua qu'au contraire elle lui avait donné
une médecine par le conseil d'une femme en

qui elle avait grande confiance. Je n'eus pas
de peine à la convaincre cette fois-ci de l'ur-
gente nécessité du fébrifuge qui fut administré dans la journée à la dose de huit prises
d'un demi-gros chaque. — Le cinquième accès ne se fit sentir que par un peu de mal-
aise et un peu de chaleur qui se dissipa
bientôt. Le quinquina ayant été continué
pendant cette intermission à la même dose
que dans la précédente, il ne fut pas question du sixième, et la fièvre ne reparut plus.
Le spécifique ayant toujours été continué à
doses progressivement décroissantes, la guérison fut confirmée et sans récidive. — Il convient de faire remarquer que les forces musculaires n'ont jamais souffert beaucoup d'altération chez ce petit malade, si ce n'est dans
le temps même du paroxisme; mais pendant
les intermissions, l'enfant s'est constamment
levé, s'est promené, et a même mangé avec
appétit.

XIII.

Intermittente dégénérée en continue de mauvais caractère.

M. G***, âgé de soixante-sept à huit ans, d'une constitution un peu nerveuse et d'un esprit naturellement faible, éprouva, dans le commencement de septembre, deux ou trois accès de fièvre que l'on peut juger avoir été tierce, mais qui n'ont pu être exactement observés, parce qu'ils eurent lieu en grande partie pendant la nuit, et que le malade, naturellement taciturne et soupçonneux, s'enfermait dans sa chambre et n'y laissait entrer personne ; mais au bout de quelques jours, il fut hors d'état d'avoir aucune volonté : la fièvre était alors continuelle, sauf quelques rémissions irrégulières et peu marquées. Pendant les exacerbations , qui n'étaient point précédées de frisson et duraient dix, douze ou quinze heures, le malade était dans un état soporeux complet, intrrompu seulement par quelques intervalles de délire ou de stupeur ; ces deux derniers symptômes se prolongeaient même durant les rémissions ; le pouls était continuellement petit, fréquent et irrégulier, la peau sèche, la langue aride et noirâtre, les membres tremblottans. Cet état fâcheux durait déjà depuis près de deux jours, et l'affection comateuse avait été portée au dernier degré d'intensité dans l'exacerbation précédente, lorsque l'on commença enfin à donner du quinquina au malade. Il en prit une once et demie dans la journée, et l'exacerbation qui eut lieu la nuit suivante fut plus modérée que la dernière, quoique accompagnée des mêmes symptômes. L'usage du quinquina ayant été continué ainsi, même pendant les exacerbations, et toujours en aussi grande quantité qu'il fût possible de le donner, les symptômes funestes avaient disparu et la fièvre avait presqu'entièrement cessé six jours après le premier emploi de cette écorce. Alors le malade se leva et mangea un peu. Le pouls restait cependant faible et petit. Dès le lendemain la fièvre ne reparut plus, et les forces commençant à se rétablir, le malade se crut guéri ; il mangeait bien et vaquait à ses affaires, mais je ne ré-

pendrais pas qu'il fût entièrement sage.
Après huit jours de cette guérison apparente, M. G*** eut encore deux accès de
fièvre longs et en tierce, et toujours accompagnés d'un peu d'affection soporeuse. Il
fallut revenir au quinquina dont les doses
avaient été beaucoup trop tôt diminuées.
La fièvre disparut encore pour ne plus revenir, et cet homme fut entièrement guéri
le 30 septembre, après avoir pris environ
dix onces de quinquina.

X I V.

Intermittente dégénérée en continue de mauvais caractère.

Le fils de Madame L***, âgé de douze
ans, assez maigre et délicat, avait eu trois
ou quatre accès de fièvre tierce pour lesquels on n'avait employé aucuns remèdes.
Les accès s'étaient promptement rapprochés
et avaient fini par se confondre de manière
à produire une véritable fièvre continue avec
des exacerbations quotidiennes non précédées de frisson. Lorsque je vis cet enfant,
il avait la fièvre depuis huit jours sans in-

terruption et sans pouvoir quitter le lit. Le pouls était très-petit et très-fréquent, les forces musculaires presque anéanties, les facultés morales dans un état de stupeur, la langue couverte d'une couche grisâtre très-épaisse, le ventre un peu balloné, l'haleine et toutes les excrétions extrêmement fétides. On n'avait encore fait usage d'aucuns remèdes, si ce n'est de quelques potions huileuses données comme vermifuge par un apothicaire, et sans aucun effet. — Dans le premier moment de relâche qui eut lieu, je fis prendre à l'enfant une eau émétisée qui détermina d'abondantes évacuations, haut et bas, après lesquelles je fis commencer immédiatement l'usage du quinquina en substance, et je conseillai de le donner ainsi sans interruption à la dose de six gros par jour en douze prises ; quantité qui fut ensuite progressivement diminuée. Ce petit malade ne prit point d'autres remèdes auxquels on puisse attribuer une action fébrifuge ; et au bout de dix jours j'eus la satisfaction de le voir jouer dans le jardin avec ses camarades. Néanmoins je fis encore continuer l'usage du quinquina à la dose d'un gros par jour,

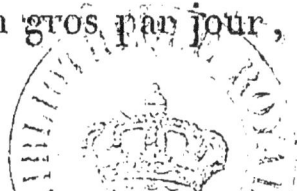

et je défendis sévèrement tous les purgatifs. L'appétit était déjà rétabli, la fièvre n'a plus reparu, et une semaine après l'enfant jouissait d'une santé parfaite. *

---

* Au moment où l'on allait terminer l'impression de la dernière feuille de cette brochure, M. Nysten, qui, conjointement avec M. Geoffroy, vient de remplir une mission médicale dans plusieurs départemens du midi, m'a communiqué une Dissertation qu'il a reçue à son passage à Roquefort (département des Landes) des mains de l'auteur lui-même, et dont je n'avais aucune connaissance. Cette dissertation a pour titre : « Quel- « ques considérations sur cette question : *Les émétiques et les* « *purgatifs devaient-ils être jugés convenables dans la fièvre* « *qui a sévi à Bordeaux l'été de* 1805, *lorsqu'elle a com-* « *mencé à se manifester, ou bien devait-on les regarder comme* « *étant contraires ; et quelles sont les circonstances qui feraient* « *connaître, dans le cas où une maladie viendrait à se déve-* « *lopper par la suite dans cette ville avec la même physio-* « *nomie, si ces moyens seront avantageux ou contraires ?....* « Mémoire dont les préceptes, relatifs à la maladie qui en est « l'objet, s'appliquent aux divers genres de fièvres décidées dans « tous les lieux par les miasmes des marais. Par J. C. DUPONT « (des Landes), *docteur-Médecin de Montpellier, et membre* « *de plusieurs sociétés de médecine.* »

On voit que l'auteur, qui n'a pas pu observer par lui-même la maladie dont il parle, mais qui paraît avoir eu à son égard de bons renseignemens, s'est moins proposé de décrire la fièvre épidémique de Bordeaux, que de déterminer à son occasion, par des raisonnemens et d'une manière générale et abstraite, les principes de la thérapeutique applicable en pareil cas. Je me félicite de m'être trouvé d'accord avec M. Dupont sur la cause générale de l'épidémie, et sur les principales bases du traitement.

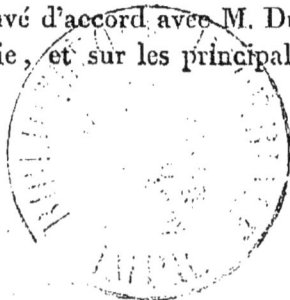

www.ingramcontent.com/pod-product-compliance
Lightning Source LLC
Chambersburg PA
CBHW050606210326
41521CB00008B/1137